I0701744

Zerebralparese

Alles was du wissen musst

Dr. Sheila Harrison

Haftungsausschluss

Dieser Inhalt ersetzt nicht die Konsultation eines professionellen Arztes, sondern soll Ihnen ein fundiertes Wissen über die Krankheit vermitteln und Sie in die Lage versetzen, bei Bedarf so früh wie möglich medizinische Hilfe in Anspruch zu nehmen, um Komplikationen zu vermeiden. Es sollte auch beachtet werden, dass sich der Bereich der medizinischen Wissenschaft ständig verändert. Aufgrund der sich ständig weiterentwickelnden und sich verändernden Natur des medizinischen Wissens empfehlen wir Ihnen, fachkundigen Rat einzuholen, wenn Sie Unstimmigkeiten feststellen oder sich entscheiden, als Reaktion auf die Informationen Maßnahmen zu ergreifen . Lehnen Sie niemals den medizinischen Rat von Fachleuten ab oder schieben Sie die Behandlung nicht auf, weil Sie etwas online gelesen, durch dieses Material oder eine andere Online-Ressource erworben haben.

Und denken Sie daran, dass das Internet Sie nicht heilen wird, sondern Gott durch Ärzte.

Inhaltsverzeichnis

Einführung

Eine Schädigung oder Fehlentwicklung der Gehirnregionen, die für die Steuerung der Muskelbewegung verantwortlich sind, kann zu einer Zerebralparese führen. Es trägt wesentlich zu Behinderungen im Kindesalter bei. Sowohl die Symptome als auch die Auswirkungen sowie die Therapien sind sehr unterschiedlich. Dennoch führen Menschen mit dieser Krankheit dank Fortschritten in Wissenschaft und Medizin ein langes und erfülltes Leben.

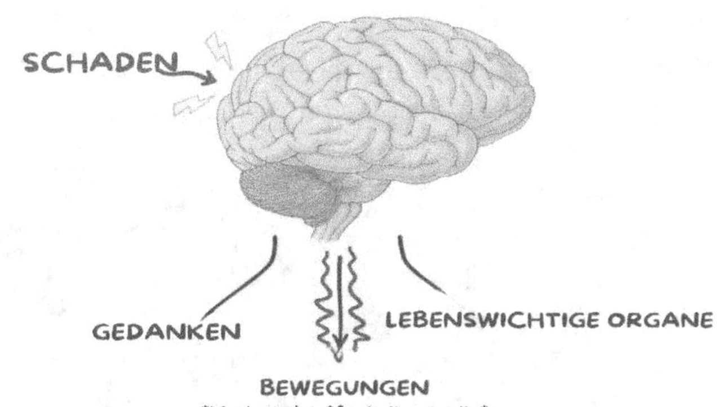

Zerebralparese (CP) ist eine Gruppe von Erkrankungen, die die Fähigkeit einer Person beeinträchtigen, sich zu bewegen und das Gleichgewicht und die Körperhaltung aufrechtzuerhalten. CP ist die häufigste motorische Behinderung im Kindesalter.*Zerebral* bedeutet, dass es mit dem Gehirn zu tun hat.*Lähmung* bedeutet

Schwäche oder Probleme bei der Muskel Benutzung. CP wird durch eine abnormale Gehirnentwicklung oder eine Schädigung des sich entwickelnden Gehirns verursacht, die die Fähigkeit einer Person, ihre Muskeln zu kontrollieren, beeinträchtigt.

Zerebralparese ist eine komplexe neurologische Erkrankung, von der weltweit Millionen Menschen betroffen sind. In diesem Artikel werden wir uns eingehend mit der Zerebralparese befassen und verschiedene Aspekte der Erkrankung ansprechen, darunter ihre Auswirkungen auf Neuronen, die Gründe für ihr Auftreten, mit der Erkrankung verbundene Reflexe, ihre Manifestationen bei Säuglingen und Erwachsenen, erbliche Faktoren, Typen und Frühstadien Anzeichen, Risikofaktoren und die verfügbaren BehandlungsOptionen.

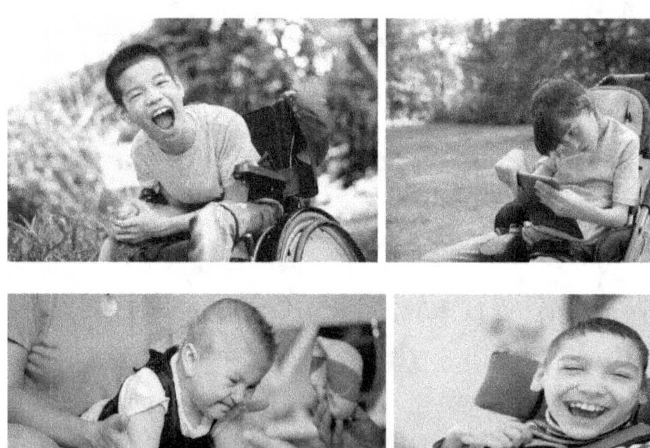

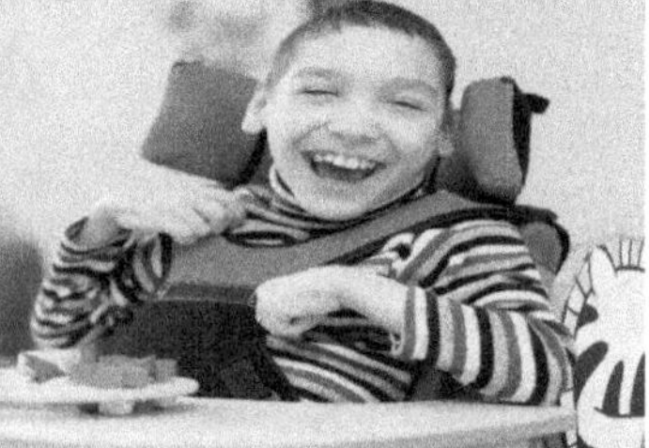

Abschnitt 1

Was ist Zerebralparese?

Eine als Zerebralparese (CP) bekannte neurologische Erkrankung kann sich in Problemen mit der Körperhaltung, dem Muskeltonus und/oder Bewegungsstörungen äußern. Es ist das Ergebnis einer Hirnverletzung, die während der pränatalen Entwicklung erlitten wurde, oder einer anderen Entwicklungsstörung, die sich auf die Gehirnentwicklung auswirkt. Im frühen Säuglingsalter manifestieren sich CP-Anzeichen und -Symptome zum ersten Mal und können von Person zu Person sehr unterschiedlich sein.

Zerebralparese ist eine neurologische Störung, die aus einer Schädigung des sich entwickelnden Gehirns oder einer abnormalen Gehirnentwicklung resultiert, die die Muskelkontrolle, -koordination und -bewegung beeinträchtigt. Es handelt sich um eine nicht fortschreitende Erkrankung, was bedeutet, dass sich die Hirnschädigung mit der Zeit nicht verschlimmert. Allerdings kann es eine besondere Herausforderung sein, da es oft zu einer lebenslangen Behinderung führt. Der Begriff „Behinderung durch Zerebralparese" umfasst ein breites Spektrum an Herausforderungen, mit denen Menschen mit dieser Erkrankung im Laufe ihres Lebens konfrontiert sind. Diese Herausforderungen sind nicht einheitlich und variieren je nach Art und Schwere der Erkrankung von Person zu Person.

Sie entstehen als Folge von Störungen oder Schäden der normalen Entwicklung des Gehirns, die typischerweise vor, während oder kurz nach der Geburt auftreten. Es ist wichtig zu beachten, dass die Erkrankung nicht ansteckend und keine Krankheit ist; es handelt sich um eine neurologische Störung.

Die Hauptfolge der Zerebralparese (CP) ist die Störung der Muskel Bewegungskontrolle; diese Auffälligkeiten werden als Bewegungsstörungen bezeichnet. Obwohl dies nicht immer der Fall ist, könnte es auch Auswirkungen auf benachbarte Hirnregionen und die von ihnen regulierten Funktionen haben. Eine Person hat nicht immer eine geistige Behinderung, nur weil sie CP hat.

Wie wirkt sich Zerebralparese auf Neuronen im Körper aus?

Neuronen sind die Bausteine des Nervensystems und spielen eine entscheidende Rolle bei der Steuerung von Muskelbewegungen und der Übertragung von Signalen zwischen dem Gehirn und dem Rest des Körpers. Wenn diese Neuronen während der pränatalen Entwicklung oder in der frühen Kindheit geschädigt werden, kann dies zu Schwierigkeiten bei motorischen Fähigkeiten, Muskeltonus, Koordination und Körperhaltung führen. Diese Störung der normalen Gehirnfunktion trägt zur Behinderung durch Zerebralparese bei.

Die betroffenen Bereiche des Gehirns können von Person zu Person unterschiedlich sein und zu unterschiedlichen Arten und Schweregraden der Zerebralparese führen. Zu diesen Bereichen gehören die Basalganglien, die der Großhirnrinde, dem Großhirn, dem Kleinhirn und anderen Teilen des Gehirns zugrunde liegen und für die motorische Kontrolle und Koordination verantwortlich sind. Die Auswirkungen auf Neuronen in diesen Bereichen können zu Spastik, Dyskinesie, Ataxie oder einer Kombination dieser motorischen Beeinträchtigungen führen, die die verschiedenen Arten von Zerebralparese kategorisieren.

Arten der Zerebralparese

Es gibt drei Haupttypen von CP:

- **Spastisch:** Dieser Typ zeichnet sich durch verspannte und spastische Muskeln aus.

- **Dyskinetisch:**Bei diesem Typ geht es um die Kontrolle der Muskeln.
- **Gemischt:**Dieser Typ vereint Elemente des dyskinetischen und spastischen Typs.

Subtypen von CP werden von Experten auch anhand von Mustern kategorisiert, die angeben, welchen Körperteil sie am meisten betreffen. Diese Tendenzen sind:

- **Plegiker,** was Ihre Arme mehr betrifft als Ihre Beine.
- **Tetraplegiker,** was alle deine Gliedmaßen betrifft.
- **Hemiplegiker,** die eine Seite Ihres Körpers (links oder rechts) stärker betrifft als die andere.
- **Monopoliker,** was ein Glied betrifft.
- **Paraplegiker,** was Ihre Beine betrifft.

Wie häufig ist eine Zerebralparese?

Nach Angaben der Surveillance of Cerebral Palsy in Europe (SCPE) liegt die Inzidenz in Europa bei 2 pro 1000 Lebendgeburten. Die Inzidenz ist bei Männern höher als bei Frauen mit einem Verhältnis von Männern zu Frauen von 1,33:1.

Sektion 2

Frühe Anzeichen und Symptome einer Zerebralparese

Die Früherkennung einer Zerebralparese ist für eine rechtzeitige Intervention und Unterstützung von entscheidender Bedeutung. Das Erkennen der frühen Anzeichen und Symptome kann zu einer wirksameren Behandlung und besseren Ergebnissen führen.Bei einer Zerebralparese können mehrere Anzeichen und Symptome vorliegen. Einige beeinflussen Verhalten, Aussehen und bestimmte Körperteile; andere beeinflussen die Mobilität.

- **Anzeichen und Symptome von mangelnder Bewegung:**Einige Beispiele für Anzeichen und Symptome von Bewegungslosigkeit sind:

  - Unterschiede in der Kopfgröße: Dazu können ein ungewöhnlich kleiner Kopf (Mikrozephalie) oder ein ungewöhnlich großer Kopf (Makrozephalie).

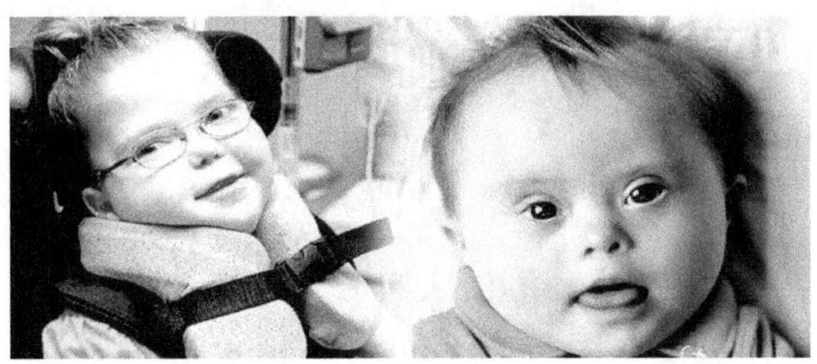

- Reizbarkeit: Babys mit CP scheinen häufig wählerisch oder reizbar zu sein.

- Mangelnde Interaktion: Babys und Kinder mit CP reagieren möglicherweise nicht auf die Menschen in ihrer Umgebung.

- Hypotonie: Dies weist auf einen Mangel an Muskeltonus hin, der dazu führt, dass die betroffenen Körperteile „schlaff" wirken (dies tritt normalerweise früh auf und führt schließlich zu Dystonie oder Spastik).

- Verzögerte Entwicklung: Es kommt häufig zu Verzögerungen bei bestimmten typischen Entwicklungsmeilensteinen, die Kinder mit CP erleben. Während viele davon Bewegung erfordern, können sie auch andere Fähigkeiten erfordern.

- **Asymmetrische Bewegungen:** In manchen Fällen können die Bewegungen asymmetrisch sein, wobei eine Körperseite mehr Kraft und Kontrolle zeigt als die andere.Einige Beispiele für Bewegungs Symptome im Zusammenhang mit Zerebralparese sind:

  - Steifheit in Ihren Armen und Beinen, die es schwierig macht, sie zu beugen oder zu benutzen (Spastik).

  - Unkoordinierte Bewegungen.

- Bewegungen, die aussehen, als wären sie langsam und sich windend oder windend.

- Bewegungen, die aussehen, als würden Sie schleudern, werfen, zappeln oder tanzen.

- Krämpfe oder Kontraktionen können dazu führen, dass Sie eine unbequeme oder schmerzhafte Haltung einnehmen (Dystonie).

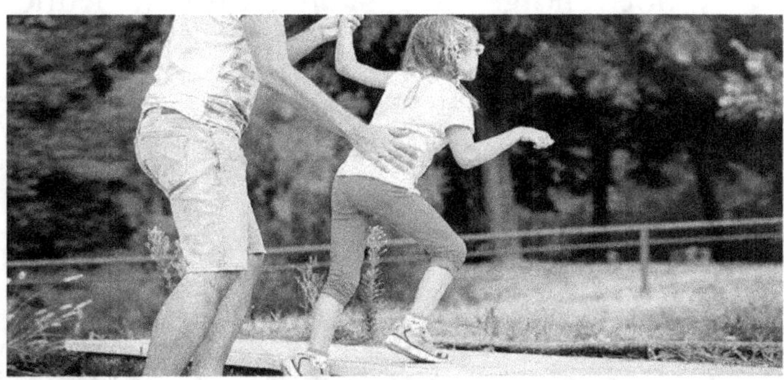

- **Verzögerte motorische Meilensteine:** Bei Säuglingen mit Zerebralparese kann es zu Verzögerungen beim Erreichen motorischer Meilensteine kommen, wie etwa beim Umdrehen, Aufsetzen oder Krabbeln.

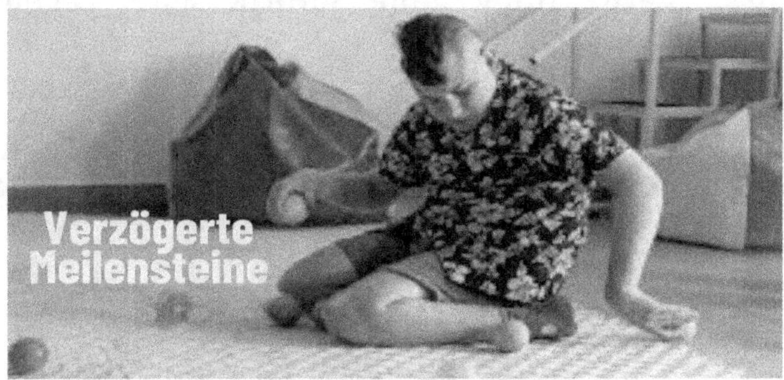

- **Anomalien des Muskeltonus:** Es können Veränderungen im Muskeltonus beobachtet werden, die entweder zu Steifheit (Spastik) oder Schlaffheit (Hypotonie) in den Gliedmaßen führen.

- **Schwierigkeiten beim Füttern:** Schwierigkeiten beim Saugen, Schlucken oder bei der Koordination der für die Nahrungsaufnahme notwendigen Muskeln können frühe Anzeichen einer Cerebralparese sein.

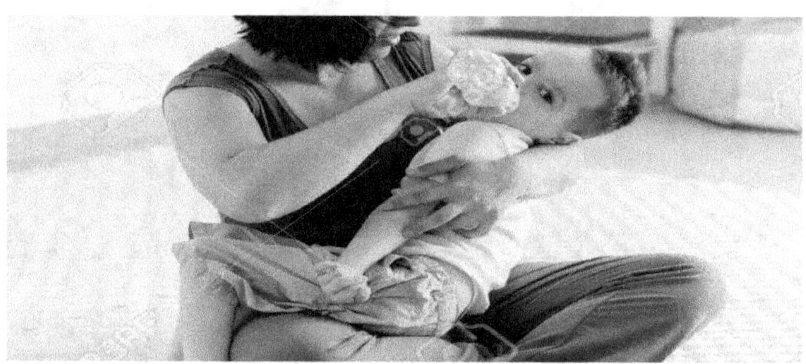

- **Bevorzugung einer Hand oder eines Fußes:** Säuglinge bevorzugen möglicherweise eine Hand oder einen Fuß (Hemiplegie) und bevorzugen die Verwendung einer Körperseite gegenüber der anderen.

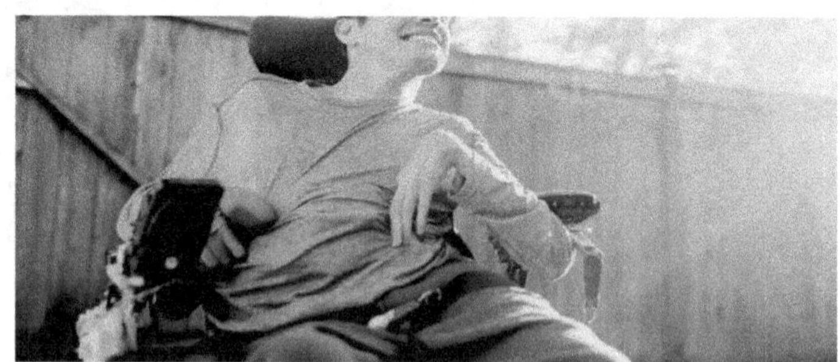

- **Eingeschränkte Koordination:** Probleme mit der Koordination, dem Gleichgewicht und dem Greifen nach Gegenständen können im Laufe der Entwicklung eines Säuglings deutlich werden.

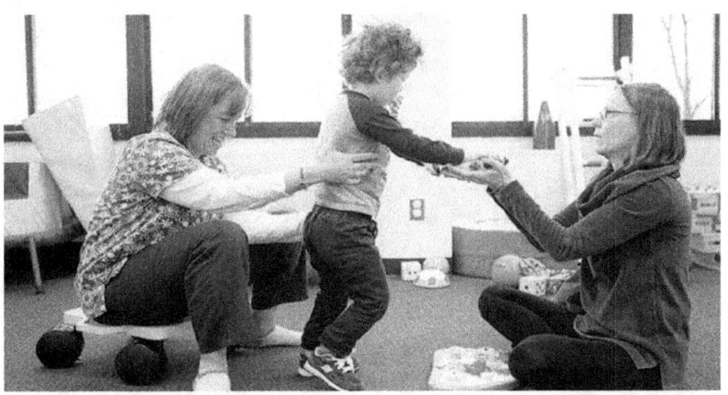

- **Abnormaler Gang:** Zerebralparese (CP) kann zu abnormalen Gang Mustern führen. Diese Muster können in zwei Kategorien eingeteilt werden: spastische Hemiplegie und spastische Diplegie.

  - Spastische Hemiplegie:
    - Fuß fallen lassen
    - Equinus (eingeschränkte Knöchel Bewegung) mit unterschiedlichen Beinpositionen

  - Spastisch d
    - Wirklich pferdeartig
    - Springen
    - Sie sehen pferdeartig aus
    - Hocken

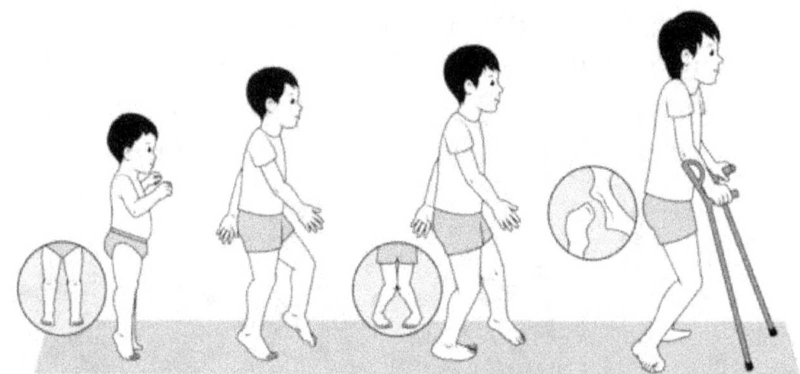

Es ist wichtig zu beachten, dass diese Anzeichen von Kind zu Kind unterschiedlich sein können und nicht alle Säuglinge, die diese Anzeichen zeigen, an Zerebralparese leiden. Frühintervention Dienste, einschließlich Physiotherapie, Ergotherapie und Logopädie, können die notwendige Unterstützung bieten, um diese Herausforderungen zu bewältigen.

Sektion 3
Verursacht Zerebralparese

Das Verständnis der Ursachen der Zerebralparese ist für die Vorbeugung und Behandlung dieser Erkrankung von entscheidender Bedeutung. Während die genaue Ursache kann nicht immer sein Um es ganz klar zu sagen: Es gibt mehrere Faktoren, die zur Entwicklung einer Zerebralparese beitragen können:

Zerebralparese entsteht aufgrund einer Schädigung von Teilen Ihres Gehirns, die die Bewegung steuern. Der Schaden betrifft möglicherweise nicht nur diesen Abschnitt, was zu anderen Problemen führen kann. Und diese Art von Schäden kann oft mehrere Ursachen oder Faktoren haben, die zu ihnen beitragen.

Dieser Schaden kann zu unterschiedlichen Zeitpunkten auftreten, unter anderem vor, während und nach der Geburt. Schäden vor der Geburt machen etwa 80 % der Ursachen aus. Nach der Geburt macht es etwa 10 % der Ursachen aus.

Ursachen vor und während der Geburt

Beispiele für die Ursachen sind:

- Frühgeburt: Frühgeburt (Babys, die vor der 28. Schwangerschaftswoche geboren wurden, haben insgesamt das höchste Risiko).

- Angeborene Fehlbildungen aufgrund von Störungen der fetalen Gehirnentwicklung.

- Infektionen im Zentralnervensystem (Gehirn oder Rückenmark).

- Schlaganfälle, die sich auf das sich entwickelnde Gehirn auswirken.

- Genetische Probleme, die die Entwicklung des Fötus beeinträchtigen.

- Mangelnde Durchblutung bzw Sauerstoff zum fötalen Gehirn.

- Kernicterus (Gehirnschädigung durch toxische Ansammlung von Bilirubin, einer Chemikalie, die in Ihrer Leber gebildet wird).

- Mekoniumaspiration: Wenn ein Neugeborenes kurz vor oder während der Geburt ein klebriges Material namens Mekonium einatmet, kann dies zum Mekoniumaspirationssyndrom (MAS) führen. Atembeschwerden und Atemnot können die Folge sein. Langfristige Probleme oder medizinische Störungen werden selten durch MAS verursacht. Schnelle Behandlung und Früherkennung führen zu besseren Ergebnissen.

- Neugeborene Hypoglykämie (Wenn die Menge an Zucker (Glukose) in Ihrem Blut unter den für Sie gesunden Wert sinkt, spricht man von Hypoglykämie. Niedriger Blutzucker oder niedriger Blutzucker sind andere Bezeichnungen dafür. Menschen mit Diabetes, insbesondere Typ-1-Diabetes, kommen häufig vor wenn Sie unter Hypoglykämie leiden. Der erste Behandlungsweg bei Hypoglykämie ist der Verzehr von Kohlenhydraten. Eine schwere Hypoglykämie kann potenziell tödliche Komplikationen haben, wenn sie nicht behandelt wird..

Ursachen nach der Geburt

Babys können aufgrund anderer Ereignisse nach der Geburt CP entwickeln. Diese sind oft verletzungsbedingt, es gibt aber auch andere mögliche Ursachen, darunter:

- Unfallverletzungen.

- Misshandlungen.

- **Perinatale Faktoren:**Erstickung (Wenn Ihr Körper nicht genügend Sauerstoff erhält, kommt es zur Erstickung. Atemwegsobstruktion durch Fremdkörper, allergische Reaktionen und Ertrinken gehören zu den Ursachen. Atembeschwerden, Bewusstlosigkeit und Sprach Unbeweglichkeit gehören zu den Symptomen. Wenn Sie Vorsicht walten lass, kann es zur Erstickung vermieden werden. Medikamente, das Heimlich-Manöver und HLW sind Teil der Behandlung.

- Infektionen, Schlaganfälle oder Blutungen im und um das Gehirn.

- Gelbsucht und Kernikterus.

Risikofaktoren für Zerebralparese

Es gibt bestimmte Umstände oder Faktoren, die zur Zerebralparese beitragen oder die Wahrscheinlichkeit ihres Auftretens erhöhen können. Sie beinhalten:

- Niedriges Geburtsgewicht (unter 3,3 Pfund oder 1,5 Kilogramm):Frühgeborene oder mit niedrigem Geburtsgewicht geborene Babys haben möglicherweise ein erhöhtes Risiko für eine Zerebralparese, da ihr Gehirn noch nicht vollständig entwickelt ist.

- Substanzgebrauch durch eine schwangere Person.Einige Fälle von Zerebralparese sind mit pränatalen Faktoren wie mütterlichen Infektionen (wie Röteln oder Zytomegalievirus), der Exposition gegenüber Toxinen oder bestimmten genetischen Mutationen verbunden. Die Gesundheit der Mutter während der Schwangerschaft ist von entscheidender Bedeutung, da Infektionen und der Kontakt mit

Schadstoffen Auswirkungen auf den sich entwickelnden Fötus haben können.

- Erkrankungen, die die Schwangerschaft beeinträchtigen, wie z. B. Präeklampsie.

- **Mehrlingsschwangerschaft:** Zwillinge, Drillinge oder andere Mehrlingsschwangerschaften können aufgrund der erhöhten Wahrscheinlichkeit von Komplikationen während der Geburt ein höheres Risiko für eine Zerebralparese bergen.

- **Postnatale Faktoren:** Kopfverletzungen, Gehirn Infektionen und andere hirn bezogene Probleme, die im frühen Säuglings- oder Kindesalter auftreten, können manchmal zu Zerebralparese führen.Infektionen der Plazenta oder des Fruchtwassers.

Es ist wichtig zu beachten, dass die spezifische Ursache von Fall zu Fall unterschiedlich sein kann und in vielen Fällen die genaue Ursache möglicherweise unbekannt bleibt. Darüber hinaus zeigen aktuelle Studien, dass genetische Faktoren eine Rolle spielen, in manchen Fällen eine Rolle.

Sektion 4

Zerebralparese-Reflexe

Zerebralparese kann zum Fortbestehen abnormaler Reflexe führen, die allgemein als „primitive Reflexe" bezeichnet werden. Diese Reflexe sind unwillkürliche motorische Reaktionen, treten typischerweise bei Säuglingen auf und gelten in den frühen Entwicklungsstadien als normal. Mit zunehmendem Wachstum eines Kindes sollten diese Reflexe jedoch allmählich verschwinden, da höhere motorische Kontroll- und Koordinationsfunktionen des Gehirns heranreifen.

Bei Personen mit Zerebralparese können diese primitiven Reflexe auftreten, die über den typischen Entwicklungs Zeitrahmen hinaus bestehen. Dies führt zu Problemen bei der motorischen Koordination und Kontrolle. Zu den primitiven Reflexen, die häufig bei Personen mit Zerebralparese beobachtet werden, gehören:

- **Moro-Reflex:** Dieser Reflex ist bei Säuglingen charakteristische Reaktion auf einen plötzlichen Unterstützungsverlust.Die Arme werden mit gespreizten Fingern nach außen gestreckt, gefolgt von einem Schrei und einer Umarmung Bewegung.

- **Greifreflex:** Wenn ein Säugling einen Gegenstand in die Hand nimmt, wird er ihn fest umklammern. Bei Zerebralparese kann dieser Reflex verstärkt sein oder länger als normal anhalten. Längere Retention des Reflexes soll ein Zeichen einer spastischen Zerebralparese sein.

- **Rooting-Reflex:** Wenn die Wange eines Babys berührt wird, dreht er den Kopf und öffnet den Mund, um nach einem Sauger oder einer Flasche zu suchen. Bei Zerebralparese kann dieser Reflex dazu führen, Schwierigkeiten beim Füttern.

- **Tonischer Labyrinthreflex:** Dieser Reflex beeinflusst die Körperhaltung des Säuglings und führt entweder zu gebeugten oder gestreckten Stellung der Gliedmaßen. Dies kann zu Schwierigkeiten beim Erreichen einer stabilen und ausgeglichenen Haltung führen.

Das Verständnis dieser Reflexe und ihres Fortbestehens bei Personen mit Zerebralparese ist für medizinisches Fachpersonal von entscheidender Bedeutung, da es Einblicke in die motorischen Kontroll- und Koordinationsprobleme bietet, mit denen die Betroffenen konfrontiert sind.

Zerebralparese bei Säuglingen

Zerebralparese werden häufig in der frühen Kindheit diagnostiziert, da die Symptome mit zunehmendem Wachstum des Kindes deutlicher werden und Meilensteine in der Entwicklung versäumt werden. Das Verständnis des Auftretens von Zerebralparese bei Säuglingen ist für eine frühzeitige Intervention und Unterstützung von entscheidender Bedeutung.

- **Frühe Anzeichen einer Cerebralparese:** Zerebralparese ist durch eine breite gekennzeichnet Bandbreite an Symptomen Und Entwicklungsverzögerungen, die sich im Säuglingsalter manifestieren können.Erste Anzeichen Zerebralparese kann eine verzögerte motorische Entwicklung, Muskelsteifheit oder -schlaffheit, Schwierigkeiten bei der Kopfkontrolle und Probleme mit der Feinmotorik umfassen.

- **Diagnoseverfahren:** Die Diagnose einer Zerebralparese bei Säuglingen umfasst die Kombination aus medizinischen Untersuchungen, klinischen Beurteilungen und Beobachtungen durch medizinisches Fachpersonal. Neuroimaging-Techniken wie MRT- und CT-Scans können Anomalien im Gehirn aufdecken, die mit Zerebralparese einhergehen.

- **Frühintervention:** Es ist entscheidend, dass die Unterstützung von Säuglingen mit Zerebralparese ihr volles Potenzial entfaltet. Diese Dienste können Physiotherapie, Ergotherapie und Sprachtherapie umfassen, um spezifische motorische und entwicklungsbezogene Herausforderungen anzugehen.

Zerebralparese bei Erwachsenen

Während Zerebralparese oft bei Kindern auftritt, wachsen Menschen mit dieser Erkrankung bis ins Erwachsenenalter heran. Zerebralparese kann sich auf verschiedene Aspekte des Lebens eines Erwachsenen auswirken, darunter das tägliche Leben, die Arbeit und soziale Interaktionen. Die beiden Faktoren, die den größten Einfluss auf Erwachsene mit dieser Erkrankung haben, sind motorische und geistige Beeinträchtigungen. Die häufigsten Herausforderungen, denen Erwachsene mit Zerebralparese ausgesetzt sind, sind: Vorzeitiges Altern. Geh- oder Schluckstörungen. Die größten Probleme, mit denen sie konfrontiert sind, sind folgende:

- **Herausforderungen im täglichen Leben:** Erwachsene mit Zerebralparese können bei Aktivitäten des täglichen Lebens wie Anziehen,

Baden und Mobilität vor Herausforderungen stehen.Hilfsgeräteund adaptive Techniken können zur Verbesserung der Unabhängigkeit beitragen.

- **Anstellung:** Für Erwachsene mit Zerebralparese kann es je nach Schwere ihrer Erkrankung und den körperlichen Anforderungen des Arbeitsplatzes eine große Herausforderung sein, einen Arbeitsplatz zu finden und aufrechtzuerhalten.Berufsausbildung und Betreuung kann wesentlich sein.

- **Soziales und emotionales Wohlbefinden:**Das Leben mit Zerebralparese kann soziale und emotionale Auswirkungen haben. Bei Erwachsenen mit Zerebralparese kann es vorkommen geistige Gesundheitsprobleme, wie Isolation, Depression und Angstzustände aufgrund der Herausforderungen, denen sie gegenüberstehen. Der Aufbau eines Unterstützungsnetzwerks, die Teilnahme an sozialen Aktivitäten und die Suche nach psychiatrischen Diensten können dabei helfen, diese Probleme anzugehen.

- **Altern:** Mit zunehmendem Alter können Personen mit Zerebralparese damit konfrontiert werden, zusätzliche gesundheitliche Herausforderungen, wie etwa Probleme des Bewegungsapparates,Gelenkschmerzen und degenerative Erkrankungen. Regelmäßige ärztliche Untersuchungen und eine proaktive Behandlung dieser Probleme können zu einem gesunden Altern beitragen.

Ist Zerebralparese erblich?

Zerebralparese ist Normalerweise handelt es sich nicht um eine erbliche Erkrankung In der Art und Weise, wie es bei vielen genetischen Störungen der Fall ist. Stattdessen wird es häufiger durch Faktoren im Zusammenhang mit der pränatalen Entwicklung, der Geburt oder der frühen Kindheit verursacht. Allerdings können einige genetische Faktoren in bestimmten Fällen von Zerebralparese eine Rolle spielen. Lassen Sie uns dies genauer untersuchen.

- **Genetische Faktoren:**Während die meisten Fälle von Zerebralparese nicht direkt vererbt werden, gibt es Situationen, in denen genetische Faktoren dazu beitragen zum Zustand. Diese genetischen Faktoren hängen oft mit bestimmten Faktoren zusammen Genmutationen oder Variationen, die die Gehirnentwicklung beeinflussen.Genetische Beratung und Tests Kann in Fällen in Betracht gezogen werden, in denen in der Familie eine Zerebralparese vorkommt oder der Verdacht auf eine genetische Komponente besteht.

- **Nicht erbliche Ursachen**: Die meisten Fälle von Zerebralparese resultieren aus nicht erblichen Ursachen,wie pränatale Infektionen, perinatale Komplikationen und postnatale Hirnverletzungen. Diese Faktoren, die während der Schwangerschaft, Geburt oder im Säuglingsalter auftreten, stören die normale Gehirnentwicklung und führen zu einer Zerebralparese.

- **Multifaktorielle Ursachen:**In vielen Fällen wird Zerebralparese als eine Erkrankung angesehen als multifaktor tischer Zustand, dies bedeutet, dass es sich um eine Kombination aus genetischer Veranlagung und Umweltfaktoren handelt. Das Zusammenspiel genetischer und umweltbedingter Faktoren kann das Risiko einer Zerebralparese erhöhen.

- **Sporadische Fälle:** Zerebralparese kann auch bei Personen ohne familiäre Vorgeschichte oder ohne bekannte genetische Veranlagung auftreten. Diese Fälle gelten oft als sporadisch und können mit besonderen Umständen während der Entwicklung der betroffenen Person zusammenhängen.

Bei Bedenken hinsichtlich der genetischen Aspekte der Zerebralparese ist es wichtig, medizinisches Fachpersonal und Genetiker zu konsultieren, da ein genaues Verständnis der Ursachen sowohl die Diagnose als auch die Behandlungsstrategien beeinflussen kann.

Abschnitt 5

Komplikationen einer Zerebralparese

Zerebralparese tritt häufig gleichzeitig mit anderen Erkrankungen auf, die die Gehirnfunktion beeinträchtigen. Diese anderen Bedingungen können aufgrund desselben Schadens auftreten, der CP verursacht hat.

Beispiele für Erkrankungen, die häufig neben oder aufgrund von CP auftreten, sind:

- Anfälle und Epilepsie.
- Beschränkter Intellekt.
- Bedingungen, die Ihre Kommunikationsfähigkeit beeinträchtigen.
- Seh- und Hörprobleme.
- Knochen- und Muskelerkrankungen.
- Probleme mit der Ernährung.
- Verhaltensstörungen.

Diagnose einer Zerebralparese

Zerebralparese können von einem Arzt mit Hilfe verschiedener Techniken und Ressourcen diagnostiziert werden. Die meisten Menschen sind sich der Frühwarnsignale einer Zerebralparese (CP) in der Regel nicht bewusst. Bei den routinemäßigen ärztlichen Untersuchungen Ihres Kindes werden jedoch häufig Probleme von einem qualifizierten Arzt entdeckt.

Obwohl ein medizinisches Fachpersonal eine Zerebralparese vermuten kann, bevor Ihr Kind 12 Monate alt wird, wartet er in der Regel mit der offiziellen Diagnose der Erkrankung, bis Ihr Kind zwischen 18 und 24 Monate alt ist. Mithilfe spezifischer Bewertungschecklisten, bildgebender Untersuchungen, Magnetresonanztomographie sowie körperlicher und neurologischer Untersuchungen kann ein Gesundheitsdienstleister eine Zerebralparese (CP) (MRT) diagnostizieren. Wenn Ihr Baby andere Symptome aufweist, sind möglicherweise zusätzliche Tests erforderlich. Der Arzt Ihres Babys kann Sie über empfohlene Tests und die Gründe für deren Notwendigkeit beraten.

Abschnitt 6

Behandlung von Zerebralparese

Obwohl Zerebralparese eine lebenslange Erkrankung ist, die nicht geheilt werden kann, stehen zahlreiche Behandlungsmöglichkeiten und Therapien zur Verfügung, um die Lebensqualität von Menschen mit dieser Behinderung deutlich zu verbessern. Die Behandlungsansätze sind oft vielschichtig und auf die spezifischen Bedürfnisse und Herausforderungen jeder Person mit einer Zerebralparese zugeschnitten. Zu den Schlüsselkomponenten der Behandlung gehören:

- **Physiotherapie:** Physiotherapie ist ein Eckpfeiler der Behandlung von Zerebralparese. Ziel ist es, den Muskeltonus, die Beweglichkeit und die allgemeine motorische Funktion zu verbessern. Durch Übungen und Interventionen arbeiten Physiotherapeuten mit Einzelpersonen zusammen, um ihre körperlichen Fähigkeiten zu verbessern.

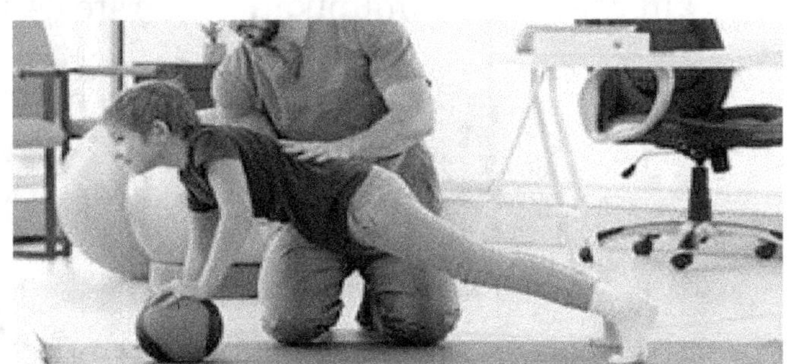

- **Beschäftigungstherapie:** Es hilft Menschen mit Zerebralparese, die Fähigkeiten entwickeln für das tägliche Leben notwendig. Dazu gehört die Bewältigung von Herausforderungen im Zusammenhang mit Anziehen, Füttern, Fellpflege und feinmotorischen Aufgaben.

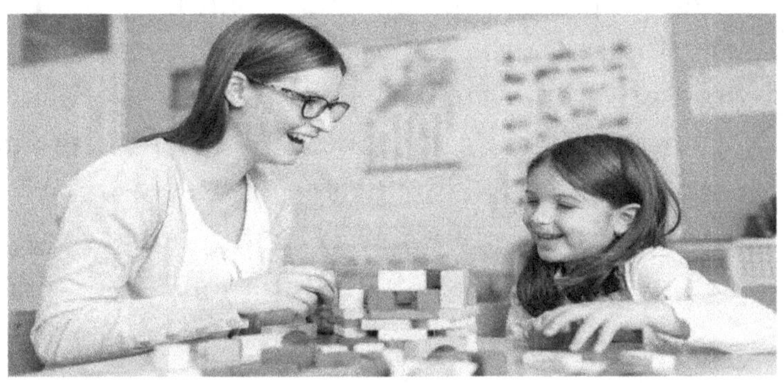

- **Sprachtherapie:** Für Menschen mit Sprach- und Kommunikationsschwierigkeiten:Sprachtherapie ist für die Verbesserung der Sprachkenntnisse unerlässlich. Es kann Einzelpersonen dabei helfen, effektiver zu kommunizieren, sowohl verbal als auch durch unterstützende und alternative Kommunikationsgeräte (AAC).

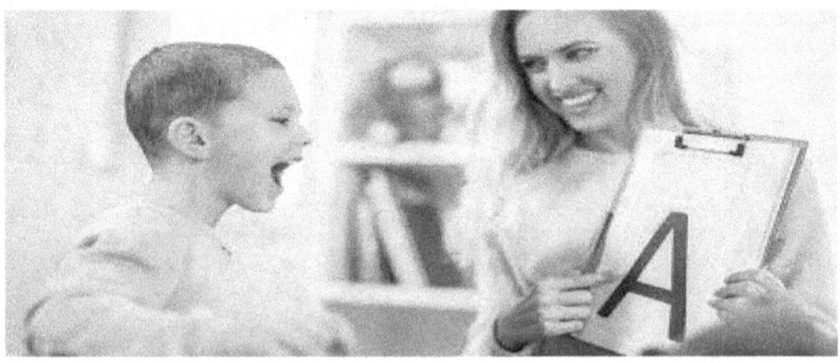

- **Medikamente**:Es können Medikamente verschrieben werden, Bewältigung spezifischer Symptome mit Zerebralparese verbunden. Beispielsweise können Muskelrelaxantien helfen, Spastik zu lindern, und in manchen Fällen können Antikonvulsiva zur Kontrolle von Anfällen eingesetzt werden.

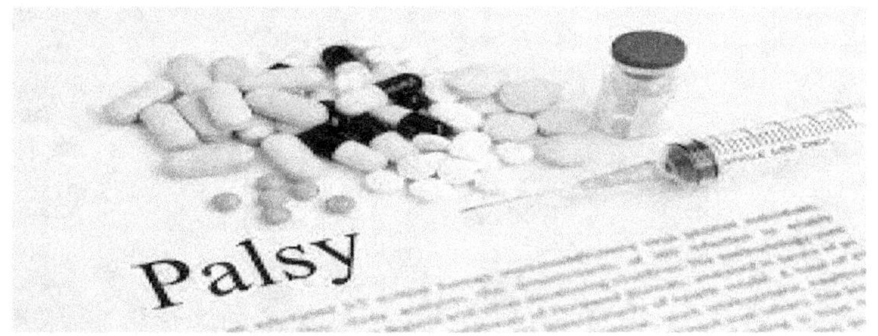

- **Orthopädische Operation:** In schweren Fällen kann eine orthopädische Operation in Betracht gezogen werden, Skelettdeformationen korrigieren und die Mobilität verbessern. Eingriffe wie Sehnenverlängerungen oder Muskelentlastungsoperationen können den Bewegungsumfang verbessern.

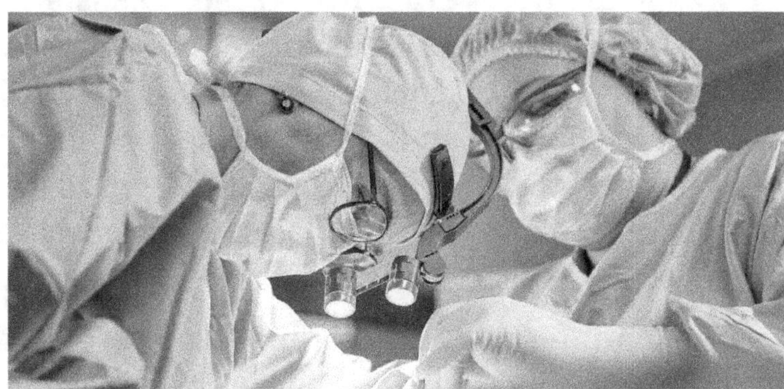

- **Hilfsgeräte:** Die Verwendung vonMobilitätshilfen (z. B. Rollstühle, Gehhilfen), Orthesen (Zahnspangen und Schienen) und Kommunikationsgeräte (z. B. sprachgenerierung Geräte) können die Unabhängigkeit und Lebensqualität von Personen mit Zerebralparese erheblich verbessern.

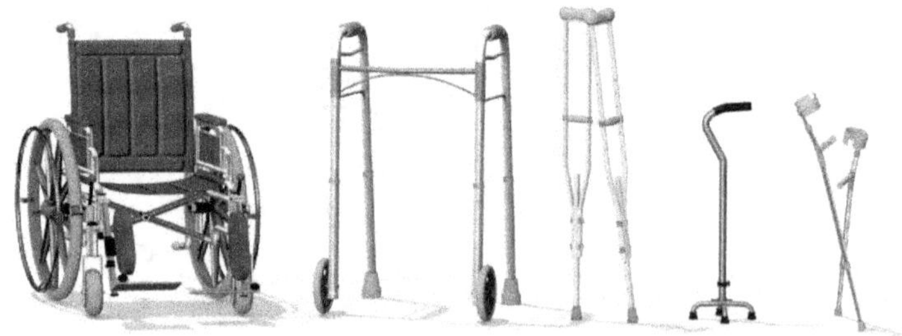

- **Emotionale Unterstützung:** Das Leben mit Zerebralparese kann emotional herausfordernd sein, und der Einzelne kann davon profitieren, Beratung oder Unterstützung der psychischen Gesundheit, um Probleme wie Angstzustände, Depressionen und Selbstwertgefühl anzugehen.

- **Frühintervention:** Solche Dienste sind für Säuglinge und Kleinkinder mit Zerebralparese von entscheidender Bedeutung. Frühzeitige Diagnose und rechtzeitige therapeutische Interventionen können Kindern helfen, ihre Entwicklungsmeilensteine zu erreichen und ihre langfristigen Ergebnisse zu verbessern.

- **Pädagogische Unterstützung:** Kinder mit Zerebralparese benötigen häufig sonderpädagogische Dienstleistungen und Unterkünfte, um ihr Lernpotenzial zu maximieren. Individuelle Bildungspläne (IEPs) können entwickelt werden, um auf ihre individuellen Bedürfnisse einzugehen.

- **Freizeit- und adaptiver Sport:**Die Teilnahme an Freizeitaktivitäten und adaptiven Sport kann einen erheblichen positiven Einfluss auf körperliche Fitness,soziale Interaktionen und das allgemeine Wohlbefinden von Personen mit Zerebralparese.

- **Gemeinschaftliche und soziale Unterstützung**: Gebäude Ein starkes Unterstützungsnetzwerk ist für Menschen mit Zerebralparese und ihre Familien von wesentlicher Bedeutung. Selbsthilfegruppen, Gemeinschafts Organisationen und Interessen Netzwerke können Orientierung, Ressourcen und ein Zugehörigkeitsgefühl bieten.

- **Übergangs Planung:** Beim Übergang von der Kindheit ins Erwachsenenalter ist es für Menschen mit Zerebralparese wichtig, ihre sich ändernden Bedürfnisse und Ziele zu planen.Übergangs Dienste Kann dabei helfen, junge Erwachsene auf Unabhängigkeit, Bildung, Beschäftigung und Lebensumstände vorzubereiten.

Abschnitt 7

Prävention von Zerebralparese

Kann man einer Zerebralparese vorbeugen oder kann ich mein Risiko senken?

CP tritt aus unvorhersehbaren und im Allgemeinen nicht vermeidbaren Gründen auf. Aus diesem Grund ist es unmöglich, dies zu verhindern.

Obwohl es nicht vermeidbar ist, gibt es Möglichkeiten, das Risiko zu verringern, dass Ihr Baby aus bestimmten Gründen CP entwickelt.

- **Magnesiumsulfat für Frühgeborene:** Magnesiumsulfat kann das Risiko einer Zerebralparese bei Säuglingen verringern, die vor der 32. Schwangerschaftswoche geboren wurden. Bei Neugeborenen fördert es die Durchblutung des Gehirns und verringert so das Risiko einer Schädigung durch unzureichenden Sauerstoff- und Blutfluss.

- **Kältetherapie für Babys mit Asphyxie:** Wenn ein Baby an Asphyxie leidet und nicht zu früh geboren wird, kann es eine Zerebralparese (CP) entwickeln. Reduzieren Sie die Körper- oder Kopftemperatur Ihres Säuglings um mindestens 2 °C, um das Gehirn vor Sauerstoffmangel zu schützen.

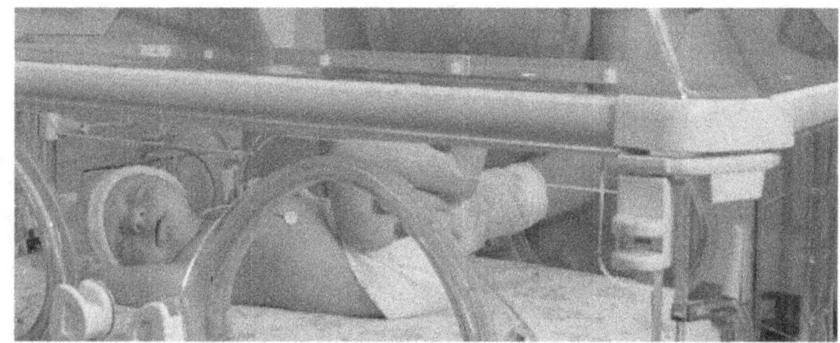

- **Verschreibungspflichtiges Koffein für Frühgeborene:**Als Arzneimittel hilft Koffein Neugeborenen dabei, leichter zu atmen. Studien deuten darauf hin, dass dies auch das Risiko einer CP-Erkrankung verringern kann.

- Künstlich hergestellte Medikamente, sogenannte Kortikosteroide, sind dem Hormon Cortisol, das auf natürliche Weise von Ihren Nebennieren produziert wird, sehr ähnlich. Kortikosteroide werden häufig mit der Abkürzung „Steroide" bezeichnet. Es handelt sich um mit männlichen Hormonen verbundene Steroid Chemikalien, die bestimmte Sportler missbrauchen sind nicht dasselbe wie Kortikosteroide.) während vorzeitiger Wehen: Frühgeborene haben normalerweise kein vollständig entwickeltes Lungengewebe. Durch den Einsatz von Kortikosteroiden kann die Lungenentwicklung während der Geburt beschleunigt werden. Das verringert möglicherweise auch die Wahrscheinlichkeit, an CP zu erkranken, es sind jedoch weitere Untersuchungen erforderlich, um sicherzugehen.

Wie ist die Prognose einer Zerebralparese?

Je nachdem, wie schwerwiegend die Erkrankung ist, kann eine Zerebralparese unterschiedliche Folgen haben. Bei einer schwereren Zerebralparese ist die Prognose ungünstiger und die Lebenserwartung oft geringer. Die Reduktion ist umso größer, je schwerwiegender sie ist.

Gleichzeitig verändern Verbesserungen bei unterstützenden Therapien, medizinischer Versorgung und Technologie die Situation für Menschen mit Zerebralparese. Dies bedeutet, dass CP-Patienten auch bei mittelschweren oder schweren Formen länger leben. Ihr Arzt (oder der Betreuer Ihres Kindes) ist die ideale Person, um Sie über die Lebenserwartung zu informieren und darüber, was diese Schätzung aufgrund dieser Veränderungen der Lebenserwartung und der verschiedenen Faktoren, die dazu beitragen können, beeinflussen kann.

Wie kümmere ich mich um meine Bedürfnisse?

Viele Dinge können Ihre Selbstpflege-Praktiken beeinflussen, wenn Sie an Zerebralparese leiden. Wenn Sie an einer leichten oder schweren

Zerebralparese leiden, ist es wahrscheinlicher, dass Sie einigermaßen für sich selbst sorgen können. Wenn Sie an einer mittelschweren bis schweren Zerebralparese leiden, sind Sie möglicherweise nicht in der Lage, für sich selbst zu sorgen, und es ist wahrscheinlicher, dass Sie lebenslange Hilfe oder Pflege benötigen.

Menschen mit CP erleben die Störung auf unterschiedliche Weise und sie ist sehr unterschiedlich. Deshalb ist Ihr Arzt die ideale Person, die Sie zum Thema Selbstfürsorge (oder Selbstfürsorge für ein Kind) berät. Ihr Rat wird für Ihre individuelle Situation am relevantesten sein.

Abschluss

Zerebralparese, oft auch als „Behinderung durch Zerebralparese" bezeichnet, ist eine vielschichtige Erkrankung, die das Leben der Betroffenen erheblich beeinträchtigt. Um Menschen mit dieser Erkrankung die bestmögliche Pflege und Unterstützung bieten zu können, ist es wichtig, die Ursachen, frühen Anzeichen, Arten und Behandlungsmöglichkeiten zu verstehen.

Trotz der Herausforderungen, die die Zerebralparese mit sich bringt, gibt es Hoffnung. Fortschritte in der medizinischen Versorgung, bei therapeutischen Interventionen und unterstützenden Technologien haben die Lebensqualität von Menschen mit dieser Erkrankung verbessert. Eine frühzeitige Diagnose, individuelle Behandlungspläne und ein unterstützendes Umfeld können Menschen mit Zerebralparese dazu befähigen, ein erfülltes und sinnvolles Leben zu führen.

Es ist von entscheidender Bedeutung, die Erforschung der Zerebralparese fortzusetzen, die zugrunde liegenden Mechanismen besser zu verstehen und innovative Therapien und Interventionen zu entwickeln. Darüber hinaus kann die Sensibilisierung für Zerebralparese und das Eintreten für die Rechte und Inklusion von Menschen mit Behinderungen dazu beitragen, eine integrative und mitfühlende Gesellschaft zu schaffen. Durch die Zusammenarbeit können wir das Wohlbefinden und die Chancen von Menschen mit Zerebralparese verbessern und eine Welt fördern, in der Vielfalt und Fähigkeiten geschätzt werden.

www.ingramcontent.com/pod-product-compliance
Lightning Source LLC
Chambersburg PA
CBHW060902260726
48661CB00008B/3403